U0098779

六字真言

《北京氣功研究會》 范欣 ◎編著

序　言

　　氣功在我們華夏這塊古老文明的大地上已衍延了數千年，其勢至今不衰，顯示著它超凡的生命活力。人類的進步和日益增長的社會需求，使氣功這個「國之瑰寶」重放金輝，燦爛奪目。在我國，從大江南北到長城內外已形成了相信氣功、學練氣功、研究氣功的「氣功熱」；同時，我們的氣功也被國際上有識之士所矚目。氣功給社會、給人類帶來了難以估量的效益和影響。

　　實踐證明，修煉氣功可以袪病強身、延年益壽、開發智能、健美形體，是一門探索人體生命奧祕的科學。近年來，多學科對氣功的綜合研究進展已表明「氣功態」的存在，「氣」的實在性，以及「意」，與「氣」的相互作用，大量的科學數據也驗證了「氣」是一種存在於宇宙之中的物質。儘管目前對練功中呈現出的種種奇特景象尚不能做出透徹且完全地解釋，但其神奇的效應和作用卻是不容置疑的。國務委員陳希同在給北京氣功研究會的提詞中曾言簡意深地指出：「神祕推氣功，氣功不神祕；立志齊探索，疑義終將析。」

　　北京氣功研究會作為全大陸最早創立的一家氣功科學研究組織，率先向揭開人體生命奧祕這一重大科學課

題進行了腳踏實地的探索。經過歷時十年的努力，發掘並整理了38套氣功功法，進行了大量的臨床應用實踐和科學實驗活動，取得了可喜的成就。氣功的研究和普及給病患帶來了福音，給千家萬戶送去了歡聲笑語，受益於氣功的人與日俱增。

《北京氣功研究會普及功法叢書》中所收入的氣功功法，是從北京氣功研究會幾十種功法中精選出來的。這些功法在多年的推廣實踐中深受群眾歡迎，臨床證明，既有防病祛病、強身健體、延年益壽的突出效果，又不會出現偏差，適合男女老幼修煉。這套叢書也是研究氣功者不可缺少的資料。

我們獻給讀者這套叢書裡的各種功法，書稿作者都是北京氣功研究會具有豐富經驗的氣功師。每個功法都由作者做了精心的修改，並由北京氣功研究會功法委員會和宣傳委員會劉治邦、范欣等氣功老師認真編校。

願這部叢書能贏得讀者的喜愛，並從中獲得強身健體的效益；願氣功界的同仁在研究和不斷開拓的進程中攜手並進。

北京氣功研究會祕書長
范雲江

關於・本書

　　本書介紹了儒、道、釋三家都推崇的自我治病的良
方──「六字真言」，說明「六字真言」的淵源和操練
方法、要領及注意事項；並論述了其治病的基本機理。
書中還附有動作圖解，使學練者可按圖文自學。書中本
著避難求易、刪繁就簡的原則，把古人論述中繁瑣而又
費解的東西捨去，以達到去粗取精、行之方便的目的，
也避免初學者發生偏差的可能。

　　「六字真言」般用於患者自我治療。考慮到廣大群
眾自我健身的需要，本書還根據氣功中的共性，實際上
是氣功中的真髓而編著了各種練功方法。

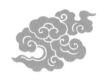

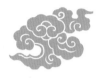

目錄

Contents

目
錄

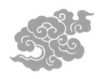

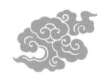

目錄

Contents

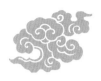

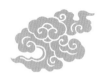

目錄

一、概述

（一）「六字真言」的淵源

「六字真言」為我國千古流傳的自我治病健身之寶。它是儒、道、釋各家所推崇，用吐納和聲震相結合的治病良方。

《道藏·玉軸篇》中稱「六字真言」。梁朝陶弘景和唐代孫思邈謂「六字氣訣」。佛教天台宗創始人智顗大法師則稱「六種氣」。今人呼其為「六字訣」。

「六字真言」之源頭並非哪家，這是確定無疑的。「六字真言」作為氣功中的一種功法，與氣功中其它各流派一樣，是來自於我們的生活實踐之中。

譬如，人們在勞動、尤其是體力勞動後席地而坐，常常隨著「咳」的一聲吐出一口長氣，於是感到全身鬆

弛下來非常舒服。隨著反覆實踐，人們悟出一個道理：「咳」的聲音和長呼一口氣有消除疲勞而周身舒適的作用。這就是用聲震和吐納治病健身的「發源地」。

隨著時間的推移，人們從大量的實踐中總結出不同的聲音配合吐納與不同的臟腑之疾病有著必然的聯繫。

據此，可以說「六字真言」絕非哪一家所獨創，而是來目我們的生活實踐之中，為各家所採用和推廣。

《黃帝內經・五常正大論》中關於角徵宮商羽五音同五臟相關聯的論述，可視為「六字真言」的理論根據。千萬年的實踐到《黃帝內經》書成，再到各流派的具體說明，就是由實踐到理論，再由理論到實踐不斷反覆的過程。

梁朝著名思想家、醫學家陶弘景在《養性延命錄》一書中對「六字真言」有這樣的論述：「凡行氣，以鼻納氣，以口吐氣，微而行之，名曰長息。納氣有一，吐氣有六。納氣一者謂吸也，吐氣六者謂吹、呼、嘻、呵、噓、呬，皆為長息吐氣之法。」（呬：音四）

陶弘景作為思想家，其基本觀點屬道家，同時也吸收了儒家和佛家的一些思想，又潛心鑽研醫學。據此也可以「六字真言」是醫、儒、道、釋四家所共有。

隋唐時期，我國佛教天台宗大法師智顗在其名著《修習止觀坐禪法要》一書中講到「六字真言，時說：

「有師言，但觀心想，用六種氣治病者，即是觀能治病。何等六種氣？一吹二呼三嘻四呵五噓六呬。此六種息皆於唇口之中，想心方便，轉側而做，綿微而用。頌曰：心配屬呵腎屬吹，脾呼肺呬聖皆知，肝臟熱來噓字至，三焦壅處但言嘻。」

明代冷謙著的《修齡要旨》中歸納了一系列歌訣。其中四季祛病歌云：「春噓明目木扶肝，夏至呵心火自閑，秋呬定收金肺潤，腎吹惟要坎中安，三焦嘻卻除煩熱，四季常呼脾化餐，切忌出聲聞於耳，其功尤勝保神丹。」各個臟腑的具體歌訣還有——

噓肝氣訣

肝主龍塗位號心，
病來還覺好酸辛；
眼中赤色兼多淚，
噓之立去病如神。

呵心氣訣

心源煩燥急須呵，
此法通神更莫過；
喉內口瘡並熱痛，
依之目下便安和。

呼脾氣訣

脾宮屬土號太倉，
疾病行之勝藥方；
瀉痢腸鳴並吐水，
急調呼字免成殃。

呬肺氣訣

呬呬數多作生涎，
胸膈煩滿上焦痰；
若有肺病急須呬，
用之目下自安然。

吹腎氣訣

腎為水病主生門，
有病尪羸氣色昏；
眉蹙耳鳴兼黑瘦，
吹之邪妄立逃奔。

嘻三氣訣

三焦有病急須嘻，
古各留言最上醫；
若或通行土壅塞，
不因此法又何知。

該書中還談到發音的同時做相應的動作：如「肝若噓時目瞪睛，肺和晒氣手雙擎；心呵頂上連叉手，腎吹抱取膝頭平；肺病呼時須撮口，三焦容熱臥嘻寧。」

目前見到的還有如下書籍中講到「六字真言」。唐代大醫學家、藥王孫思邈的《千金要方》，宋朝朱耤的《普劑方》，被稱為神仙的元代邱處機的《攝生消息論》，明清時的太醫院大夫龔廷賢的《壽世保元·六字氣訣》，汪昂的《勿藥元詮》，高之廉的《遵生八箋》，周履清的《夷門廣牘》，龔居中的《紅爐點雪》，王祖源的《內外功圖沈輯要》。

這些著作中不但論述了有疾時用六種吐氣的聲音和吐故納新治病的道理，而且還講到了療效如神，勝過用藥。《壽世保元·六字氣訣》中說：「凡眼中諸證，唯此訣能治之，他病亦然。」「當日小驗，旬日大驗，年後百病不生，延年益壽。」

由此看來，「六字真言」不但歷史悠久，而且為儒、道、釋、醫各家廣泛應用。現代著名的氣功家焦國瑞、呂繼唐、李少波、馬春、馬禮堂等先生也都論及過「六字真言」，可見其生命力經久不衰。

（二）新編「六字真言」的特點

本書根據古人的論述和多年的臨床應用，按刪繁就簡，避難求易，去粗取精，行之方便的原則編寫。本書具有如下特點——

1 「六字真言，治病健身的基本原理是聲震醫學和吐納導引相結合

看到古人的論述和知道今人實踐者，對「六字真言」治病健身這一點是無疑義的。

有人認為「六字真言」只不過是深呼吸吐故納新。不錯，古人確有「皆為長息」的說法。但是古人也說了聲震和季節的內容。

《黃帝內經》就提到五聲的關係。聲震醫學已被公眾所認識。人們生活中見到的小兒啼哭具有治病健身的意義，「咳」的一聲一口長氣可解乏，高聲嘶叫可止痛，這都說明不同的聲音對自身有不同的治療效果。

據此，「六字真言」治病機理主要是，唇口之聲同臟腑運動的協和共振，與吐故納新的呼吸方法及導引相結合，從而實現疏經活絡的目的。按著這個理解，練習「六字真言」要特別注意發音的準確性，體會震動的部位和特點。

2 動作簡便易學

氣功中的動作，目的在於集中精力，便於以一念代萬念，促進入靜；同時導引氣血運行和活動關節。

所以，練習氣功，其動作不宜過大、過難、過快，而以輕柔和緩為好。氣功同疏通經絡、平祕陰陽緊密相連，所以其動作必須符合活絡通經的規律。

本文中採用的動作參考了「長沙・馬王堆」出土文物中的練功圖解，又採納了古典八段錦的內容。每個發聲的動作中都體現了導引貫氣和通經活絡的原則。

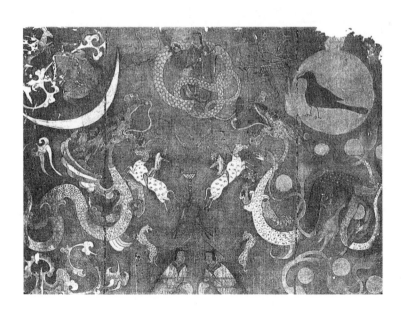

3 明確了發音時的著力點

因為「六字真言」的主要治病機理是聲震和吐納相結合，而其中吐納只要做到自然呼吸就可體現出來，所以發聲就成了練習的重點，要求發聲的音調準確。為保證音調準確，口型、舌位應該正確。口型、舌位是難以用文字表達清楚的，一定的口型和舌、牙的位置決定著音調，決定著發音力量的著力點；反之，找到了著力點則口型和舌、牙的位置也就確定了。

根據《黃帝內經·五常正大論》的有關論述和《通志·培略》的具體解釋，經過反覆練習後發現，每個字的發音都有一個明顯、固定的用力點，這裡稱它為著力點。明確了這個著力點，使練功者很容易做到發音的準確性；準確的發音保證了聲震的作用。

4 對每個字的發音進行了認真的核對

為了保證準確的發音，體現聲震的作用，在編寫中用《說文解字》、《康熙字典》、《辭海》、《辭源》、《中華大字典》等書做了反覆校對後，確定了每個字的。發音。

5 要求練功的全過程貫徹鬆靜自然的原則

《老子》一書中指出：「致虛極，守靜篤。」「人

法地，地法天，天法道，道法自然。」全身達到虛極的地步，鬆弛得連自己是否存在都不知道了，當然也就沒有不放鬆的部位了。靜的深度連「靜」也沒有了，守到這一步就是真的忘我了，連人們說的氣功中的「三調」也不存在了。

道本身就是客觀存在的自然規律，只有遵循自然規律才能得到它。如果人為地把事情複雜化，搞繁瑣哲學，高談闊論，那就失去自然的意義，難以成功。

因此，「三調」（調身、調氣、調心）必須遵循鬆靜自然四字原則。《黃帝內經‧上古天真論》中說：「恬淡虛無，真氣從之。精神內守，病安從來？」

這裡並沒有講複雜的動作和意念活動，只不過是身體鬆弛下來，大腦靜下來，自自然然地修煉，就可以達到真氣充盈，疾病不生。

⑥ 堅持辯證施治的原則

辦任何事都應講實事求是，靈活運用。練功治病也是如此。不能要求千篇一律，而應根據個人情況不同而行之。

（1）練功的順序和次數要辯證運用。

關於順序，一般正常情況下應按五行學說中五臟的生剋順序進行練習，即每個字讀六次為一遍，或按六的

倍數增加一倍至若干倍。也可依病情，在全面練習的基礎上，再著重加強練習有病臟腑相應的字若干次。其次數多少以自己的體會而定，少則不達，過猶不及。例如如肝病患者，應在全面調整的基礎上，再加強肝和三焦相應的噓和嘻二字。

《壽世保元》中說：「以呼字而自瀉去臟腑之毒氣，以吸氣而自採天地之清氣補之。」「如眼病，即唸噓、嘻二字各18遍，仍每次以吸補之。」

這裡不但指出每種病可多唸該病相應的字，而且告訴我們最後必須以嘻字收功。因三焦主氣，所以最後用它全面調整平衡。

關於每個字發聲的次數，該書說：「如病重者，每字做五十次，凡三百而六腑周矣。」而且「如此者三」，那就是說每個字發聲的次數多則達到150次。可見古人對發聲次數是靈活運用的。

（2）呼吸長短、動作快慢、幅度大小以自身舒適
　　　為準，不強求一致。

這裡也要以鬆靜自然的原則來衡量，絕不要用勁吸或呼，也不要用勁鼓腹和收腹。

（3）讀字時發聲不發聲也要靈活運用。

從聲震醫學觀點出發，依據臨床實踐，初練者和有病者以發出聲音為好。隨病情好轉和功法熟練，可逐步

減弱聲音乃至無聲。實踐證明，只要按照發聲的要領進行呼氣，相關的臟腑和經絡仍然有發聲時的感受。

（4）補瀉要靈活運用。

病有虛實，治有補瀉。原則是虛則以母補之，實則以子瀉之。如心有虛證則多練與肝相對應的噓字補之，而心有實證則可多練與脾臟相對應的呼字以瀉之。補瀉的數目又以個人實際體會為準。同吃飯一樣，別人很難規定你吃多少；所以每個字練多少次，要靠自己摸索而定之。

（5）行、站、坐、臥可隨機運用。

本書敘述時以站立為例，實際運用時，這六個發音法，體弱病重者又可坐著、躺著練習，走路時在鬆靜自然的原則下也可練習。

二、「六字真言」的站練法

（一）自然站立

　　自然站立是練習氣功的一種靜功姿勢。練習「六字真言」時把自然站立作為預備功，目的是使練功者進入氣功狀態。自然站立也要體現鬆靜自然的原則。具體要求是頭正，兩眼平視前方，兩肩鬆弛，兩臂自然下垂，胸腰正直放鬆，膝關節不屈不挺，兩腳自然分開與肩同寬。大腦放鬆，清除一切雜念（也不是硬著頭皮什麼也不想，而是對雜念採取來者不拒，去者不留的態度），只留練功一念。呼吸自然，毫不用意，更不用力，若身體放鬆不足時，可在呼氣時有意識地鬆弛一下，也可全身一起鬆，也可呼一次鬆一個部位。一般站立5~10分鐘即可。也可以個人體會為準，即鬆靜自然到感覺不到呼

吸，只覺全身隨呼吸一會兒輕飄飄如入雲中，一會兒氣血肌肉自然下墜。收功時也要如此站立片刻。（圖1）

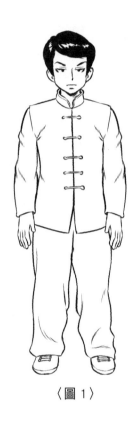

〈圖1〉

（二）呼吸方式

練功全過程均採用自然順腹式呼吸。人的生理現象

是吸氣時肺擴張，橫膈下降，小腹自然隆起；呼氣時小腹內收，橫膈上弓，肺收縮以排出廢氣。這裡說的順腹式呼吸就是指生理的自然呼吸。加上自然二字就是強調依生理之自然，絕不要求用力鼓腹和收腹。強調這種呼吸方式就避免了練功中因呼吸不當而產生不適或出偏。

便祕或腹瀉患者及痔瘡患者吸氣時可適當提肛，即肛門內收，似忍住大小便之勢。

（三）調　息

這裡的調息同人們說的練氣功「三調」中的調息是兩回事。調息是指練功過程中可能一時因意念或動作引起精神和肌體的某些緊張而需要進行調整的一種呼吸動作，目的是恢復自然站立時所建立起來的氣功狀態。

動作：吸氣時兩臂以大臂帶動小臂，從側前方徐徐抬起，肩保持鬆弛不上聳，肘部保持自然微曲，手心向下，兩手抬至與肩同高時（圖2）向面前合攏，兩手高不過眉、低不過肩（圖3）。呼氣時兩手指相對應，手心向下沿臉部、胸部、腹部導引下落，自然垂於身體兩側，如自然站立一樣。（圖1）

練功過程中每個字音讀完6次後和6個字全部讀完後應進行1~3次調息動作。

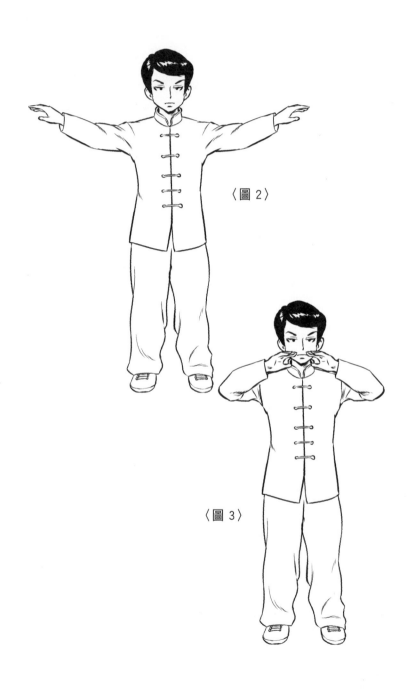

〈圖 2〉

〈圖 3〉

六字真言

（四）六個字的練法

① 「噓」聲功

（1）發音 ㄒㄩ（讀需）。

（2）著力部位 著力部位指的是讀字發音時自己感覺到用力從而發出聲音的那個地方。這個部位的震動好似正好牽動著所發聲音相應的臟腑震動和該臟腑之經絡的運行（下同）。噓聲的著力部位是自覺上下牙（門牙及相鄰兩側的牙）用力，此時兩唇形成微合之狀。

（3）動作 吸氣開始，兩臂隨勢從體前自然抬起，手心向上（圖4），然後兩手心向兩眼部位運動，意念在勞宮穴，將天地之清氣貫入雙目，當兩手勞宮穴距兩眼約五公分時吸氣盡（圖5）。注意呼吸長短和手的運動速度應協調一致。呼氣時念「噓」字，同時兩手內旋，手心向下，兩手指相對，從體前徐徐下按至兩手自然分開，垂於身體兩側（圖1）。如此連做6次後進行一次調息。

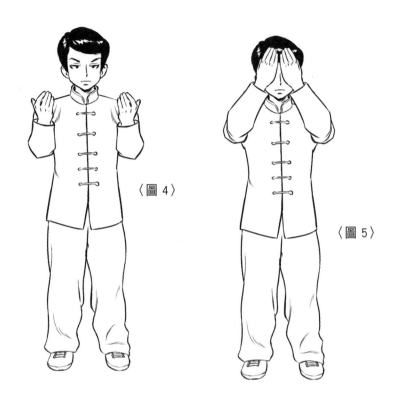

〈圖4〉

〈圖5〉

② 「呵」聲功

（1）**發音** ㄏㄜ（讀喝）。

（2）**著力部位** 此音發聲之力源於舌根，口自然張開。

（3）**動作** 吸氣時兩臂從兩側前方徐徐抬起，手心向下，兩肘保持自然微曲，兩手抬至與肩同高時（圖6）向前合攏，高不過肩、低不過眉（圖7）。呼氣時唸

「呵」字，兩手指相應，手心向下，沿臉和胸腹導引落下，然後自然垂於身體兩側（圖1）。如此連做6次後進行一次調息。

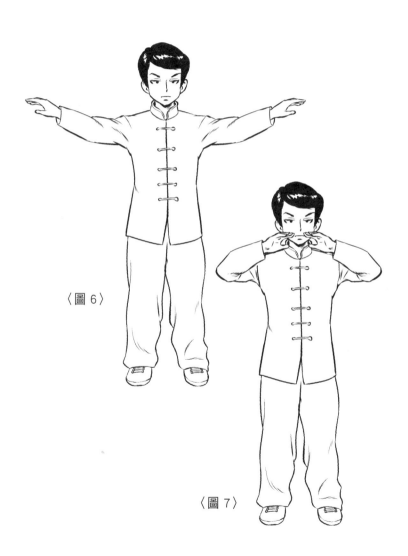

〈圖6〉

〈圖7〉

③「呼」聲功

（1）**發音** ㄏㄨ（讀忽）

（2）**著力部位** 呼聲的力量在喉，撮口，嘴唇突出如管。

（3）**動作** 吸氣時兩手緩緩向腹前抬起，手心對著身體，抬至下脘處，手指相對而微向下垂，似在腹前抱球狀。（圖8）呼氣時唸「呼」字，兩手自然翻掌成左手上托，右手下按之勢。（圖9）然後徐徐運行上托下按，左手托至頭的左前上方，右手按右腎的右後方。（圖10）注意上托下按時應保持肩肘部位的鬆弛。

再吸氣時左手翻掌，手心向裡下落，右手翻掌，手心向裡上提，兩手同至下脘處，手指相對而微向下垂，似在腹前抱球狀。呼氣時按上述要領左右相反，做右手上托，左手下按的動作。（圖11~15）如此一左一右，共做6次後進行一次調息。

然後恢復自然站立。（圖1）

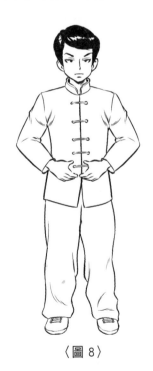

〈圖8〉

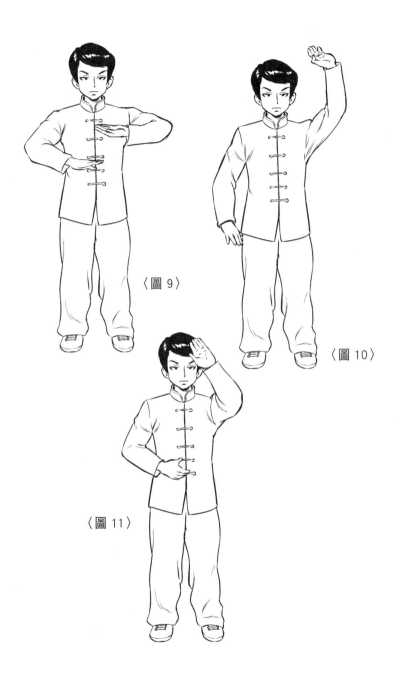

〈圖9〉

〈圖10〉

〈圖11〉

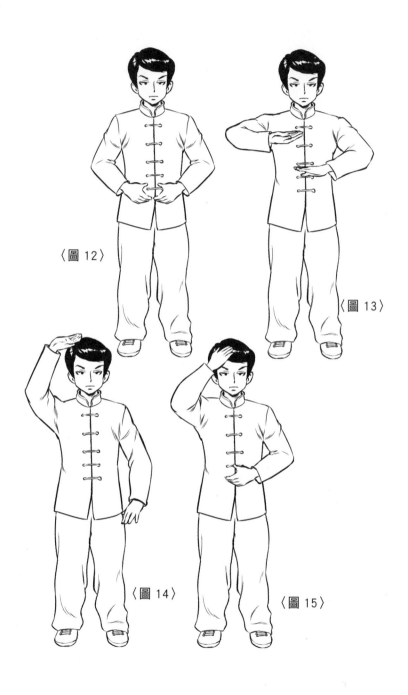

六字真言

〈圖 12〉

〈圖 13〉

〈圖 14〉

〈圖 15〉

④ 「呬」聲功

（1）**發音** ㄙˋ（讀四）。

（2）**著力部位** 呬音之力源於齒，即兩側上下大牙之牙床，兩唇微啟，嘴角有向後拉之勢。

（3）**動作** 吸氣時兩臂從體前慢慢抬起，手心向上，以兩手之勞宮穴向中府、雲門兩穴貫氣。（圖16）呼氣時唸「呬」字，翻兩掌向兩側水平推出。（圖17~18）推手時要保持肩、肘部位的自然鬆弛，手指自然微曲，至不能再推時兩手自然下落，垂於身體兩側。（圖1）如此連做6次後進行一次調息。

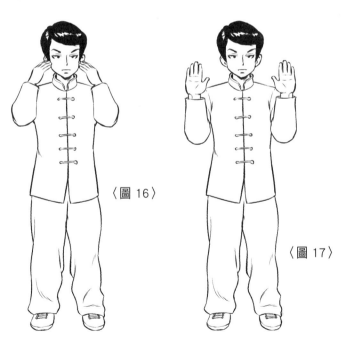

〈圖 16〉

〈圖 17〉

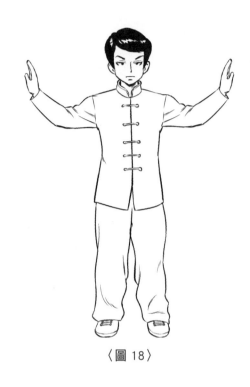

〈圖 18〉

5 「吹」聲功

（1）**發音** ㄔㄨㄟ（讀炊）

（2）**著力部位** 吹音之力量在唇的中央部，兩唇中央部微啟，嘴角有內收之勢。

（3）**動作** 吸氣時兩臂自然抬至胸前，手心向裡，手指相對應約距20公分，兩臂、肩、肘、腕、指鬆弛微曲合抱如抱球。（圖19）呼氣時念「吹」字，兩手抱球下落頭微低，身體自然下蹲，蹲的幅度視個人情況

或微蹲、或半蹲、或全蹲。（圖20～21）再吸氣時兩手繞膝自然下垂，身體恢復自然站立姿勢。（圖1）連做6次後做一次調息。

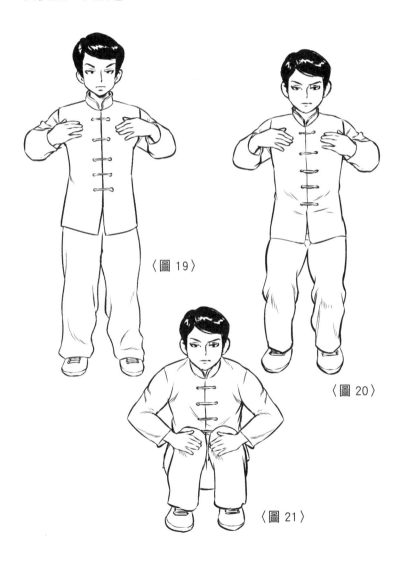

〈圖19〉

〈圖20〉

〈圖21〉

6 「嘻」聲功

（1）**發音**　ㄒㄧ（讀西）

（2）**著力部位**　嘻字之力來自口腔的上顎，兼有喉的力量。兩唇微啟，門牙似扣而相接。

（3）**動作**　吸氣時兩手在腹前做托物狀，指尖相對。（圖22）接著兩手上提，提至膻中穴處，內旋翻掌，手心向外。（圖23）呼氣時念「嘻」字，兩手向前上方托起，托至頭的前上方，兩手指尖斜相對應，距離約20公分。（圖24）（註：有頭痛和高血壓病史者則兩手高不過頭，可托至頭的前方略遠些。）

再吸氣時，兩手外旋，使手心對著面部（圖25），以肘部下沉之力帶動兩手徐徐下降，兩手降至胸部時開始呼氣，直至兩臂自然下垂於身體兩側。（圖1）

如此連做6次後做一次調息。

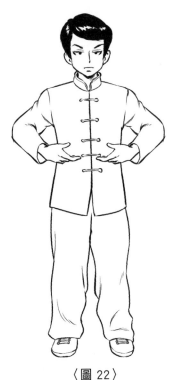

〈圖22〉

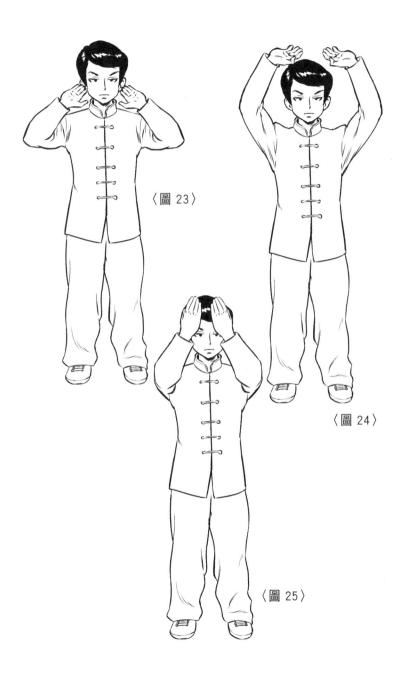

〈圖23〉

〈圖24〉

〈圖25〉

（五）收功

　　練習氣功要遵循鬆靜自然的原則，還要做到穩。鬆靜站立是起勢穩。呼吸動作都要徐徐進行，而且每個字唸完6次後做一次調息，這是練中穩。

　　收功也要穩，其方法是6個字全部唸完一遍後連做三次調息。再做氣歸丹田，即吸氣時兩臂從身體側前方向中央畫弧。（圖26）呼氣時兩手掌相重疊，右手壓左手覆於臍處，意念向丹田貫氣。（圖27）連做9次後恢復自然站立（圖28）。

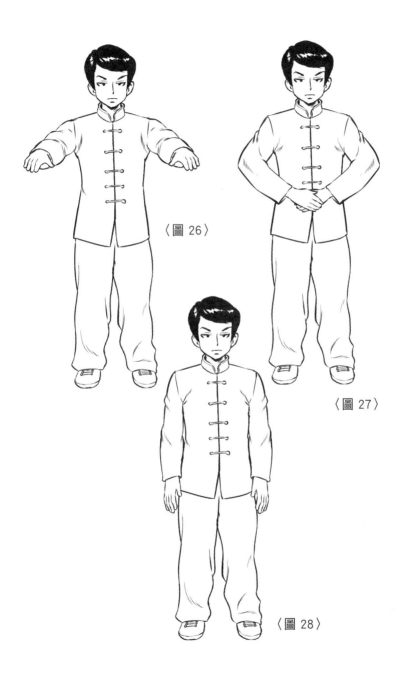

〈圖 26〉

〈圖 27〉

〈圖 28〉

第二篇 「六字真言」的站練法

三、「六字真言」的靜練法

練氣功都講三調，調身令柔，調氣令和，調心令靜。這三者是互補的相輔相成之關係，而這三者的核心是靜。閑目養神可以養生，可以全命，這是眾所周知的，也是古代養生學家所共同重視的一個基本方法。

儒家講「存心養性」，道家講「修心煉性」，佛家講「明心見性」，說法不同，做法各異，但靜坐是他們所共同講究的。

根據這個道理，「六字真言」也可用靜法練習。這裡要分兩步進行。

（一）靜坐默念

自然靜坐不講姿勢，以自覺舒適為原則，兩手心向下，隨便放在兩腿上，輕閉雙目，去掉一切雜念而一意

練功。不講姿勢，但要求端坐，不能彎腰駝背懈怠，為此當坐完之後要做一個「掛肩」的動作，即兩肩同時向前扣、上聳、後拉下放而肩不下墜。這樣就會保持一個鬆靜自然而又含胸扳背的姿勢。

姿勢調整舒適後，定下心來，呼吸自然平穩，開始默念六個字。唇口不動唸字也自覺唸出聲音那樣，同時心裡想著相應的臟位隨著默唸而感到舒服。每個字唸六次為一遍。若有時間，可連做數遍。

實踐證明，站式、臥式也可進行默唸練功。

（二）自然靜坐

至今所見到的古人有關「六字真言」的論述，大都是講有病時如何運用，也談到按季節進行自我呼吸的調整。從氣功的基本原則看，要想鞏固治病成效和向高的層次發展，則必須習靜功。

> 負暄閉目坐，和氣生肌膚；
> 初似飲醇醪，又如蟄者蘇。
> 外融百骸暢，中適一念無；
> 曠然忘我在，心與虛空俱。

這是唐代詩人白居易的靜坐詩。

由詩中，我們從中可以清楚地領悟到靜坐的要領、感受、效果；也可以看出詩人的功夫已達到相當高的層次。或許是詩人對《黃帝內經》中所說「恬淡虛無，真氣從之；精神內守，病安從來。」「獨立守神，肌肉若一。」等經典論述的實踐和總結。

近代已故氣功家蔣維喬著有《因是子靜坐法》，現代氣功大師姜宗坤老人傳授的《先天自然功》及許多流派的氣功師除了傳授一定套路的功法外，都講究靜坐。

還有日本戶京都大學川烟爱義教授倡導的《三分鐘瞑目靜坐》，著名的《岡田靜坐法》，印度瑜伽的《超覺靜坐》等，儘管都有千差萬別，但「靜」是絕對一致的，而且大都把「靜」（空、虛、無為、守中等等也都是靜）視為達到上乘功夫的必由之路。法無定法，萬法歸一，全都歸在這個「靜」字上。

下面講自然靜坐的一些具體事宜。

1 姿　勢

一律採取各人自然坐法。自然是以自我感到舒適為準。坐得高低不限，有無靠背皆可，盤腿與否不定，單盤雙盤不求。總之，對姿勢不做任何規定；但並非全無要求，講舒適為準，並非個人陋習的「舒服」而是合乎生理規律的舒服；要做到肌膚舒鬆，筋骨舒展，身心平

靜，不歪不扭，不挺不彎，自然端坐。

② 呼　吸

自然呼吸。生理本身就是吸氣時肺擴張，中膈膜下弓，腹胸同時自然外張。呼氣時則相反。這種自然呼吸不同於其它流派所說的有意識的順腹式呼吸，而是純任自然的全不在意的呼吸。

這種呼吸隨練功的進展自然形成緩、細、微、長的呼吸，甚至達到忘息的地步。忘息是自然形成，絕非有意追求所致。

③ 意　念

沒有意念又有意念。沒有，是沒有意守，沒有意領，沒有存想，要求做到「無心」。即《西遊記》中所說「一個身心萬法同，知之須會無心訣」那種無心。

有，是要有強烈的練功治病的意念，有堅定的練功治病的信心，有堅韌的練功毅力，要明白「有意練功，無意成功」的格言。

④ 堅持鬆靜自然的原則

（1）鬆　即身體鬆。常言說身正氣順，體鬆氣通。鬆並非鬆懈，而是全身舒鬆，消除心理、生理、病理等方面種種緊張，而不故意造作。要自然柔和舒展毫

不矜持，要外形大方、內神爽朗，似乎有一種自身與天地融為一體之勢，全身感到無意無力而形體高大。

（2）**靜** 即神意靜。常言說：心靜體安，意靜神明。把意識活動止住，做到視而不見，聽而不聞。

「不怕念起，只怕覺遲；念起是病，不續是藥。」就是說有了雜念不怕，只要自己知道是雜念就可以了。有了雜念是病，當然不好；只要自己不總去想它，這就是治雜念的辦法。兩念之間總會有個空隙，這個微微的空間就是真靜。隨著功夫的進展提高，這種空間逐漸拉長，乃至達到忘我，就是進入高度的氣功態。待到連一意練功的念頭也沒有了，就是高度的靜。

（3）**自然** 即《老子》中所說「人法地，地法天，天法道，道法自然。」自然協和一致的運動是一切事物發展的內在規律。人體生命這個巨系統的發展也必須遵循這個規律。健康的人是在不平衡的運動之中保持自身器官平衡發展的體現。一旦失去平衡而不能恢復時，就會發生疾病；平衡全部遭到破壞時，人的生命就會終結。

自然並非放任，而是按自身規律行事，做到勿念、勿助、勿求、勿貪。人體先天生命的運動並無任何人為的因素，後來人為的種種練功方法有些是從身體感受中總結出來的。這或許是有用的；但人為的種種方法往往不符合自然規律。

「越名教而任自然。」這是我國思想家嵇康的話。用於練功，就是說不管什麼名人規定的什麼東西，我都可以超越它而任自然。

5 要注意性命雙修

關於性命雙修其說不一。本文把「性命」理解為「心身」。古人說：「性者神之始，命者性之始。性之造化繫於心，命之造化繫於身。」就是說：性命指的是思想品德、人格、修養、世界觀和身體素質、氣血保養、健身術兩個方面。這兩者是相輔相成的關係。性和命互不相離，兩者必須同時修煉，既要有一定的方式保養身體，更要有一定的要求涵養道德。

通俗的說，就是練氣功既要有一定的手段，更要與人為善、做好事的心腸。而且應把後者放在首位。

一個名利熏心的人不可能練出上乘功夫。即便一時練出一些功夫，乃至達到相當高的功能，到頭來還是會出問題，甚至走火入魔而失敗。

所以練功既講強身之術，又講健身之法，尤其應以精神文明建設的原則來培育優良的品德，做到溫良恭儉讓，秉公處事，不爭名利，與人為善，助人為樂。功法要天天練，不斷練，品德的修養更要寓於日常生活、工作、學習之中。

6 帶練結合

帶指老師帶功，練指個人練功。由有功夫的老師帶功，尤其是眾多的人一起練功，可以獲得感應交通的作用，即老師的人體場和眾人的人體場在老師的帶動下形成共震。這個共震的場是一個有強大免疫力的場，它可以起到防病、治病的作用。

著名氣功大師嚴新帶功給萬人講話的效果已證明這個道理，本人的實踐也證明如此。所以有條件的最好請功夫較深的老師帶一定時間進行練功，這樣有助於功夫長進和治病效果。待有一定基礎後，個人再進一步修煉。

自練也不是不可成的，只要按照老師講的原則去進行，完全可以自練。俗話說： 師傅領進門，修行在個人。就是指老師帶功和個人自練相結合的精神。

7 回答一個問題

只講靜坐，不是太簡單了嗎？不！簡單之中包括不簡單的道理。本文不想詳說這個問題，只引證幾段文字就足以說明了。

「不動心」，我善養吾浩然之氣。」

——見《孟子》

「一個身心萬法同，知之須會無心訣。」

——見《西遊記》十四回

「真正的宗師，決不以法與人。」

——見《禪宗大意》

「格外高談非至道，片言暗點是良醫。」

——見《慧命經》

「不根於虛靜者即是邪術，不歸於易簡者即是旁門。」

——見《內經知要》

第三篇 「六字真言」的靜練法

附錄：病例選編

我的乙（B）型肝炎治好了

一九八一年，我在武漢軍區總院檢查肝功能，澳抗為陽性，轉氨酶先後四次檢查均在20單位左右。因當時無明顯症狀，所以未採取治療措施。

一九八三年九月初，轉氨酶突然高達800單位，連續數月失眠，周身疲乏，腰酸腹脹，被收進北京醫院隔離治療。入院後連續輸液15天，病情未見好轉；雖然轉氨酶下降到470單位，但其它指標嚴重變壞：TTT14單位，轉氨酶327單位，膽紅質25.5μmol／升（1.49毫克／100毫升血清），白細胞2.7×10^9／升（2700／微升），血小板9.2×10^9／升（9200／微升），超聲波檢查脾大2厘米，門靜脈增寬，確定為早期肝硬化。病情

加重的突然襲擊，使我意識到乙（B）型肝炎對人體健康的嚴重危害。

於是我開始學練「六字真言」，沒想到，練了三天就感到手指發麻，氣入小腹，一下子就引起了我練功的興趣。練了不到半個月，大小周天全通了，氣能隨意念通行各條經絡。20天後，突然排泄青灰色大便，肝區非常舒服。化驗結果是：轉氨酶從470單位降到140單位，其它指標也有所好轉。

事實使我信服氣功的神奇作用，從而更加提高了我練功的積極性，每天練功6～8小時。百日後，丹田開闊，氣感明顯增強，氣行肝臟時疼痛感消失。

今年元月中旬，我到醫院進行全面檢查，結果是：轉氨酶110單位，TTT3單位，膽紅質小於17.1 μ mol／升（1毫克／100毫升血清），白細胞3.5×10^9／升（3500／微升）。出院後連續三個月，每天練功四小時，無一日間斷。

四月中旬複查時，各項指標全部正常。使我感到意外的是白細胞上升為5.7×16^6／升（5700／微升），血小板上升為127×10^9／升（127000／微升）。體質增強，連續五年的失眠症也消失了。

（蘇×× 男 32歲公安部幹部）

「六字真言」使我的肝癌和複合性潰瘍好轉

我自一九五六年感到胃疼、燒心，一九六六年病情漸重，反嘔、逆氣、燒心、吐苦水，發病期飲食難進。到一九七八年發病時，胃疼如刀刮，夜不能眠，飲食難進，臥床全休。

一九八○年六月，經中醫研究廣安門醫院三次胃鏡檢查，確診為胃、十二指腸複合性潰瘍，大夫決定做3/4的胃切除手術。術前檢查，又發現我患有乙（B）型肝炎只好放棄手術，採取保守療法。

一九八一年秋，大夫確診我已肝硬化。一九八二年初又轉變為肝癌。頭髮乾散，便祕，尿少棕色，牙齦多處長期大量出血，皮膚癢，體重下降，步履沉重，全身無力。練功前化驗；轉氨酶200~500單位，TTT15～20單位，澳抗陽性，血小板$40×10^9$／升～$70×10^9$／升（4～7萬／微升）。

一九八四年二月十三日，我開始學練「六字真言」，每天早晨四點半、晚九點，各練一小時。通練一遍「六字真言」後，再練噓、呼二字。我呼吸量大，呼吸深長，每分鐘5~6次。

練功二週之後，神爽，食慾增加，步履輕決。第三週，胃病復發嚴重，隨之肝病發作。到三月十九日，病情好轉。現在步行20里不覺累，飲食香甜，津液增多，大小便正常，睡眠良好，牙齦出血現象也大為好轉。

（戴×× 男　53歲）

「六字真言」治好了我的慢性肝炎

我患慢性肝炎22年，長期以來肝區痛，乏力，頭昏；最痛苦的是慢性腹瀉，每日拉2~3次稀水樣大便。葷食、生冷食均不能吃，甚至吃了雞蛋也要腹瀉。精神不振，身體消瘦，超聲波檢查肝大3公分，脾大1公分。

今年四月二日開始學練「六字真言」、「洗髓金經」，練功兩個半月，每日早晚堅持各練一小時半。練功時，雙手指及小臂發麻，自覺症狀明顯好轉，肝區疼痛消失。超聲波檢查，肝臟縮小1公分，脾恢復正常。

尤其顯效的是，不再拉肚子了，每天可以吃一個雞蛋、一瓶牛奶、少量葷食和水果，每日一次成形大便；精神明顯好轉，臉上有了光澤。我每日堅持練功，充滿了信心。

（黃×× 女 52歲武漢冶金機修廠幹部）

「六字真言」治好我的肝硬化

　　我於一九八〇年診斷為慢性重症肝炎，壞死後肝硬化，並大量腹水，報過病重、病危。雖經搶救，有所好轉，但出院後，轉氨酶時常反覆，全身無力，腹脹，面灰，兩肋、肝、脾、心窩皆疼，先後服中藥近千副及一些西藥，未見根本好轉。

　　一九八三年八月學習「六字真言」，開始日練一小時左右，漸增至2～4小時。練功10天，肝、脾等疼痛逐漸漸消失；練功一個月，氣感明顯，氣隨意走，清涼無比；練功二個月，兩手勞宮穴放涼氣，收功後還持續1~2小時；練功三個月，兩眼球鼓脹，原來因肝虛眼球凹陷恢復正常；練功半年，肝功、蛋白化驗正常，至今穩定，飯量早已大增，體重長39公斤。體力明顯增長，臉色變紅，原患腎炎、頸椎病也好了。現已恢復上班。

（張××　男　40歲國防大學教員）

練氣功比吃藥還靈

一年前我患乙（B）型肝炎，住院治療二個月，出院時三項指標化驗正常，但澳抗仍為陽性。

實際上，當時在醫院並未徹底治好，所以出院後病情反覆波動很大，一直不穩定。轉氨酶最高達730單位，TTT達到10單位。自覺症狀主要是頭痛、頭暈，周身酸懶無力，厭油膩，食欲不佳，稍累便兩肋脹痛；由於腸道消化不良，便祕嚴重，痛苦不堪。又經中醫治療半年多，病情仍然沒有好轉。

從今年十月二十二日開始練養氣功，通過一個多月的養氣功鍛鍊，效果顯著，特別是練「六字真言」以後，只覺得頭腦清醒，身體輕鬆，飲食增加，大便正常，每天一次；精神爽快，症狀明顯消失；肝區疼痛也減輕了，不像過去經常隱痛了，只是偶爾有幾秒鐘的刺痛感，一會兒就過去了；個人的情緒也不像以前那樣容易著急發火了。

練功一個月後，到醫院檢查，三項指標全部正常，轉氨酶降到130單位以下。我已於十一月二十二日上半班了。自上班以來，一點也不覺得累，心情非常舒暢。

現在我每天早晚各練一小時，堅持鍛鍊比吃藥靈多了，實在是妙不可言。

（宋×× 兵器部印刷廠幹部）

附錄 病例選編

「六字真言」治好了肝硬化

我肝硬化病休四年多，中西藥久吃無效，近二年來也不吃了。太極拳練了多年，只是在姿勢上、招數上追求，對於生理、病理沒有進一步研究，整天都在痛苦中過生活。

從九月開始「六字真言」氣功鍛鍊。二個月有了氣感，能以意領氣，直達肝臟；最初是脹疼，以後又噴酸臭氣，老伴和孩子們都嫌我呼出的氣臭滿屋子。這樣差不多有二個月，肝由硬變軟，肚子由脹變柔軟，胸部肋間都不脹滿了。最初沒有力氣，現在力氣長一倍，睡眠也好了，躺了就睡著，吃東西特別香，食量長了二倍。算來五個月，病都解除了。這二個月，肝一點也沒疼，和普通人一樣。我準備上班了。

（楊×× 大連機車廠幹部）

「六字真言」治好頑固的高血壓

我於一九八五年於阜外醫院確診為原發性高血壓，血壓高達26.6／17.29kPa（200／130mmHg），常頭疼頭暈。我曾三次住院治療。住院時，加大藥量，結合各種治療，血壓才下降，但一出院就又不正常。一九七五年，又在阜外醫院確診患有隱性冠心病。

這次參加氣功學習，每天早晚各作一次「六字真言」，每次半小時。降壓藥停了。二個月來，我五次去檢查血壓都一直正常，醫生很奇怪。我認為這是學習氣功的結果，因為——

（1）多年來我一直不能斷藥，而且必須服用降壓藥，血壓才能夠勉強維持在20.28／13.96kPa（160／105mmHg）。這次因為練氣功，憂心解除了，是多麼高興呀！

（2）我的血壓夏季低一些，氣溫一下降，血壓即上升。但最近天氣已經轉涼了，我的血壓卻未受到任何影響，照常穩定。另外，我最近感覺精力比過去旺盛，食欲更好。如能把氣功堅持下去，我有信心把高血壓、冠心病全部治好。

我認為氣功是攻克頑固高血壓的堅強武器，我在什麼時候也不放棄它，因為它還能治許多慢性病：《中華氣功》、《老人天地》、《武術健身》、《健康之友》等雜誌有不少的病例吸引著我。

（郭×× 男 69歲 中科院基建局工程師）

「六字真言」治好我的心臟病

一九七二年，我在醫院檢查發現：左心室肥大，心房纖維顫動，確診為冠心病。自覺心前區隱痛，胸悶氣短，睡眠不好，四肢無力，走路稍快或上樓時氣喘。三次住院治療，二次療養。近來發病頻繁，10天左右犯一次，每次休息2~3天。精神負擔重，影響工作。

一九八〇年夏天學「六字真言」，只練一個月，病情就有變化，發病次數減少，疼痛減輕。一九八一年上半年到東北、西北、西南出差，一連五個多月，氣壓、氣溫和飲食條件常有大的變化，身體良好，未犯過病，睡眠好，吃得多，體力強，一氣上三層樓不喘，步行120里山路未犯病。這完全是拜每天練「六字真言」的效果。

（陳×× 大連鐵道部機車廠副總工程師）

「六字真言」治好我的風濕性心臟病

我患風濕性心臟病多年，常有心慌和心絞痛，每天靠藥物維持；血壓低，腹脹厲害，睡眠不安，醒後更難入睡。

去年冬天學練「六字真言」，練功時從腳到手如水珠流動，從湧泉衝動，直到胸腹，心中非常舒適，一個多鐘點都不想停下來。現在已四個多月未犯心臟病，血壓已正常，頭不暈，睡眠很好。

（關××　北京關東店5巷2號）

低血壓、貧血可用「六字真言」治療

　　我的血壓低已有四年歷史，血壓為9.3／5.32kPa（70／40mmHg），常虛脫，睡覺靠藥物，每天只睡4~5小時，長期失眠頭痛，終日頭昏沉。

　　最近來首都醫院治療，診斷為神經性頭痛、失眠、貧血、低血壓。注射維生素、胎盤製劑均無效。中醫研究院用了50餘劑中藥亦無效。

　　一九八一年十一月學練「六字真言」，早晚各一個多小時，一個月後，睡眠時間增到6~7小時，飲量增加一倍，頭痛消失，耳聾、眼花也有改善，體重增加6公斤。昨日至首都醫院檢查，血壓12.54／8.65kPa（95／65mmHg），血色素增加一倍。這是夢想不到的奇蹟。

　　　　　　　　（姜×× 黑龍江省外貿公司幹部）

「真言」真的起了神奇作用

我因身體不好，曾三次住院。醫生囑咐說：「你心臟不好，出院後不要做劇烈運動。」同事們也關心我的身體，介紹我參加氣功鍛鍊，於是在今年十月，我參加了甘家口氣功輔導站的氣功班，現已有二個月，初步有以下幾點效果。一是心率紊亂已基本控制住了。二是體質比以前健壯了，由不能走遠路到目前可以騎自行車去北京火車站了（約12公里）。三是精力也充沛了，原來上半天班就感到疲勞，現在可以連續工作八小時。四是出醫院後發現掉頭髮比較嚴重，練功後不掉頭髮了，說明氣功在我身上起到了作用。

（丁×× 中國地質科學院礦床地質研究所副研究員）

「六字真言」治好了我的糖尿病

三十年前患風濕病，二十年前患高血壓病，十年前患冠心病，時常心絞痛，肝病已八年；最近又發現糖尿病，四個加號，右臂不能抬，時常頭暈，身上無力，全身發麻。

從今年五月初練「六字真言」，一星期已有氣感，麻木沒有了。每天早晨四點起床，「六字真言」加練「洗髓金經」，二週之後頭不暈了，血壓下降，右臂能抬到頭頂，三週，到醫院檢查，尿糖加號沒有了，血壓接近正常，心絞痛未犯，肝區痛止，連續檢查三次尿糖均陰性，血糖正常、血壓正常。已恢復上班。

（冀×× 北京師範大學二分校書記）

練氣功勝過吃藥

我身患結腸炎已二年多了。多數結腸炎是腹瀉，而我是便祕。左下腹疼痛、腹脹，大便有紅、白細胞及黏液。中醫、西醫、住院、門診都看過，藥吃了不計其數，均無明顯效果。因此寄希望於氣功。

開始練「六字真言」時，每天練一個多小時，手指及勞宮有氣感。一個月以後練功至二小時，身上、腹部及四肢有氣感，腳至腿有熱感。在第一個月，病情發作一次，至第二個月有了明顯好轉，於是不上醫院看病了。現在自我感覺良好，睡覺也較舒適，腹痛基本消失，黏液明顯減少。

（李ＸＸ　女　48歲　中國科學院動物研究所）

「六字真言」治好了我的多種疾病

我一九六五年得了「怕抽冷風」的病，接著出現肩周炎、慢性胃炎、五更泄、大便不成型、痛經、咽炎、心臟有雜音、弄舌、上下肢發脹等病，周身感到不適。練功二個月後，咽炎及肺部灼熱感基本消失。

十幾年的五更泄、大便不成型、胃部壓痛、氣悶好了，弄舌現象好轉，上下肢發脹現象明顯變好。多年不能吃水果，今年能吃了，吃後胃部無不適感。

（李×× 女 48歲 中國科學院計算所）

「六字真言」治好我的腎結石

我患雙腎結石，腰扭傷，服藥無效。睡眠頭脹多夢，四肢無力，上樓氣喘，腰酸疼，尿頻常帶血，食欲不振。練「六字真言」兩星期手就有氣感，睡眠、食欲都有改善，身上氣力增加。練功一個月後，氣感由湧泉上升到膝蓋；三個月，氣感至小腹。

三月五日晚尿出不少碎石並帶血，尿後特別痛快，腰基本不疼了。我堅持早晨起床前練臥功40分鐘，然後練「六字真言」，晚上練臥功和「六字真言」一個半小時。面色由蒼白變紅潤，頭髮由脫落而長出新髮，眼睛可不戴眼鏡能看報，上樓後不喘粗氣，精力充沛，精神十分愉快。

（李ＸＸ　男　47歲　北京友誼賓館）

「六字真言」治好坐骨神經痛

我患坐骨神經痛，來北京就醫，確診為風濕性坐骨神經痛。過去服用骨刺丸、虎骨酒，蠟療、水療、打針、封閉都未解決問題。北京醫學院附屬醫院、首都醫院用中西醫治療三個多月不見大效。

後來我練「六字真言」，只用二個月時間疼痛就減輕了，走路不感困難，練功時腰間發熱。

（郭×× 哈爾濱）

氣功使我恢復了健康

我患風濕性關節炎，手變畸形，指關節隆起，不能握掌，掌骨腫大；還患有坐骨神經痛、腰痛、糖尿病。吃中西藥均不見好轉。

從去年十二月學練「六字真言」，不畏嚴冬。每天從早晨五時半起練功一小時，晚上練一小時，至今已有三個多月。現在手屈伸如常人，畸形都消失了，真是一個奇蹟。糖尿病、腰痛等病也大有好轉。

（王×　外交部官員）

骨質增生（骨刺）得救了

　　我患有一般老年性冠心病與高血壓，精神開始衰退。近半年，因脊椎骨質增生（骨刺），壓迫神經，影響到左臂已抬不起，摸不到自己的左身，因此洗臉只能用右手；大腿根無力，行走吃力，走路需借助拐棍。我走遍了縣裡所有的醫院，都說我這是一種老年病，無法治療。

　　今年四月二十六日由妻子和女婿陪同來北京看病。走了四個醫院，前二個醫院也說是老年病無法治療。第三個醫院是北京三院，提出唯一的方法是開刀。最後找到了北京空軍總醫院有名的骨科專家馮主任，他提出唯一可靠的治療方法是得法的鍛鍊，只要鍛鍊得法，就可以治好，叫我每天自己多活動。

　　於是從五月六日起，我開始學練「六字真言」。練了一個多星期後，突然感到精神煥發，大腿有力，上下樓都感到抬腿自如了。從此我就把拐棍扔掉，可以一個人獨自上街了；同時左手活動情況大有好轉，不但能摸到兩耳，還能摸到前額髮際，也可以用兩隻手洗臉了。

五月十八日回山東滕縣後，天天早晚堅持練「六字真言」，每天練二小時以上，又堅持練了半個月，病情又有顯著好轉，人一天比一天精神，左手上抬又升高了20公分，已經抬到頭部以上了；腿部也輕快多了，而且能騎自行車了。

　　這是一個多麼大的變化呀！在短短的一個月裡有這樣的奇效，我心情非常舒暢。

（王××　山東滕縣實驗學校）

六字真言

「六字真言」治好了腎病

我身患多種慢性病。一九六二年因心臟病、胃病較嚴重，不能堅持工作，就病退在家。一九八〇年冬患急性腎炎、膀胱炎，同時又有慢性支氣管炎，精神上負擔重，十分苦惱。一九八三年三月十八日急性膀胱炎發作，經積水潭醫院診治化驗有血尿。血白細胞為18.7×10^9／升（18700/微升），全身無力，有低熱。因對西藥過敏，只好求救於氣功，學「六字真言」。三天後尿血停止，一週後腰酸、小腹脹疼消失。到醫院複查，白細胞正常，如此神速地恢復了健康，的確是讓人出乎意料。

自學習「六字真言」功法後，開始感覺到各病灶都有反映；經過加強「信心」練習，感到逐漸精神旺盛起來，食量也增加了，全身病痛消失。去年冬季，腳底總覺熱，很晚才穿上棉鞋。過去一遇冷空氣就咳喘氣短，自從練「六字真言」功法後，氣喘症狀減輕。

（梁×× 女 65歲 山東濟南）

乳腺癌手術後氣功治療效果好

我一九七九年四月割除乳腺癌，六月又發現糖尿病，還有喉嚨嘶啞疼痛、面色萎黃、周身無力、手術區隱痛麻脹、上身右側硬塊、右側頸強硬、高血壓等症。

一九八〇年七月學練「六字真言」，開始只能練十多分鐘，後來早五時起練一小時，晚七時練一小時，睡前再練臥功。二個多月後嘶啞消失，尿糖化驗只有一個加號，有一次化驗完全正常。三個月後血壓、血糖正常，手術區硬塊消失，麻脹隱痛也好了。

練功六個月之後，體重增加六公斤，氣力增加，面色由蒼白變紅潤，說話正常了。

（張×× 大連機車廠工程師）

我的畸胎瘤神奇地消失了

我於一九七七年手術取出拳頭大畸胎瘤，一九七八年四月二日二次手術又取出雞蛋大的畸胎瘤。一九八二年八月又發現3×2的腫物。

自此以後，我每天練「六字真言，三個小時。除全面練以外，著重練呵、吹二字。五個月後，身體舒服，精神充足。一九八三年六月二日又到婦產醫院檢查，摸不到任何東西了。主治大夫覺得很奇怪，又從肛門摸，也摸不到任何東西。

（吳××　內蒙古駐京幹部）

胃賁門腺癌手術後遺症用氣功治好了

我係胃賁門腺癌患者，於一九八三年七月二十一日行胃大部切除，術後化療二個療程。自手術後半年以來，反覆發作腹痛、腹脹、腹瀉，每餐進食不到100克（2兩），而且進食後馬上腹瀉。白細胞2.9×10^9／升（2900／微升），全身無力，睡眠差。

一九八四年二月二十日，在武鋼第一職工醫院氣功專科門診學練「六字真言」，練功半個月，白細胞上升到5.2×10^9／升（5200／微升），精神、睡眠明顯改善。以後堅持每日練功四小時，症狀逐漸消失，食欲好，每餐能吃150克（三兩）。練功四個月，精力充沛，腹痛、腹脹、腹瀉完全消失，大便成形，白細胞穩定在5.8×10^9／升（5800／微升）左右。

（張×× 男 56歲 武鋼工人）

練氣功治好子宮頸糜爛

我患三度宮頸糜爛病，痛苦異常，吃中、西藥無數，用冷凍療法等均無效，自認為已成了不治之症。

四月，參加了河南省氣功學習班，抱著試試看的態度到龍門學習。練功一週就發生了氣感，小腹發熱，有腫脹之感。練功二個月，身上起了極大的變化，痛癢消失，精神煥發，氣力增加，睡眠、食欲改善。回到婦科檢查，宮頸異常光滑，無任何病變。醫院同事很驚奇，許多人要我教功。

至今四個月，我好像變了一個人，由愁眉苦臉變成喜笑顏開。氣功真神奇！高興的我作起詩來。不是詩，而是吐出自己內心的喜悅──

《六字真言頌》

萬物蔥蘢雨後葩，氣功事業吐新花；
良藥無需金匱撿，吹來扁鵲美生涯。
氣養浩然能去病，沉痾不必覓丹砂；
河南江北傳恩露，儒釋道教結一家。
噓字能治肝經病，呵字呼出心安定。
呼字念完脾胃健，呬字吐出肺喘平。
吹字固精能補腎，嘻理三焦調衛營。

六字吐出五臟毒，吸進清氣病乾淨。

常念此訣身心健，祝師長壽樂無窮。

（楊×× 女 河南駐馬店地區中醫院醫生）

氣功使我免除手術

聽同事們給我介紹，「六字真言」是通過腹式呼吸，用六個字疏通與調和相關臟腑的經絡和氣血，來達到治病強身的目的。

我的心臟不太好，左眼長有色障物，三年多來已逐漸侵害到黑眼球上。醫生明確告訴我，今後只有動手術才能解除我的眼疾。有病在身，抱著半信半疑的態度去試試。我想即使治不好病，年紀大了，各部位的肌肉結構都已鬆弛，練練氣功也可能增加點彈性，總會有好處的。其次，趁此機會能學到一套功法，現在練不了，儲存起來，待退休後有了時間再練也可健身。在這種思想指導下，到登記的最後一天我才報了名。

剛開始，每次練「噓」字功時，我兩眼總感釗疼痛、流淚，特別是有病的左眼更明顯。我懷疑是否練偏了，是否要領掌握得不準確而出現這種現象。我急切地詢問教功老師。他說是正常反應，說明我練得認真，方法得當，起到了作用。他要我堅持練下去，說一定會取得好的成效。

我練了一段時間，明顯感到睡眠好了，食欲也有所增加，看東西久了眼睛也不感到那麼勞累。由於嘗到了一點甜頭，增強了祛病的信心，每天早晚各練一小時。

一次夜裡看排球比賽，雖然很晚，但我仍堅持練氣功半小時才睡覺。

每次練功我都按要求，頭頂如懸，腦子要空，什麼都不想，雙目凝神……每次練功，我思想集中，在練「噓」字功時，遠處的障阻物明顯消退，只遺留一小點仍附在眼珠上。我眨了眨眼，不太相信自己的視力。再定神看看，確實是縮小了。我驚喜萬分，當時非常激動，情不自禁地喊出在廚房的大女兒。她瞧了瞧我的眼睛，高興地抱著我在屋裡轉了個圈，大聲嚷起來：「啊，媽媽不用動手術了！」這神速般的效應，真是我沒有想到的。練氣功免了我一刀。現在我對氣功能治病更加相信了，不僅堅持練，而且練得非常認真。

氣功學習班的總結會上，讓我談談體會。我覺得最主要的是對練氣功治病要堅信；做功一絲不苟，並且一定要持之以恆。這樣去做，氣功是能治病、強身和延年益壽的。

（張ＸＸ　體育出版社幹部）

氣功治好了我的白內障

我患多種疾病，如原發性高血壓、心臟病、糖尿病、白內障、頸椎病、髖骨軟化、肩周炎，還有多年的浮腫和神經衰弱，這些病久治無效。

一九八三年五月開始練「六字真言」，每天堅持練功二個小時以上。半年多的時間，白內障已痊癒，報上的字都能看清楚了。其它病症也有明顯的好轉或消失。如高血壓、心臟病穩定了；尿糖陰性；頸椎病、髖骨軟化、肩周炎都痊癒了，失眠、浮腫也都消失了。我現在吃得香，睡得著。因為我堅持練功，從不間斷，才有如此效果。

（金×× 62歲 解放軍總後通訊部幹部）

兩個月摘掉了400度近視眼鏡

　　我的眼睛近視加散光，帶400度的眼鏡，過去打太極拳沒有什麼感覺。在練氣功時，兩手發熱，腿內側也發熱。兩個月後，原來400度的近視眼，現在不戴眼鏡也能看清東西了。

（韋×　外交部幹部）

我的視力變好了

　　我是個8歲的小學生，右眼散光視力1.2，左眼內斜15度，視力1.0。一九八三年暑假學習「六字真言」，每天下午練習數小時，不到二個月，覺得眼睛有變化。到醫院一檢查，右眼視力提高到1.5，左眼視力提高到1.2，內斜減到10度。

（馬×× 北京官園小學）

附錄 病例選編

氣功治好我的左目失明

從一九七二年因視網膜出血，左目失明，至今10年，一點看不見。曾在同仁醫院注射三個月雞血無效；首都醫院、北醫都治療過，服中醫研究院開的數百副中藥也無效；最近被宣判為不治之症。

練功前，右眼視力0.7，左眼0.01；練功三個月後，右眼達到0.9，左眼0.07。原來右眼不戴眼鏡不能看電視，現在已能看了。左眼已能看到人影及桌子上的茶壺、茶碗等物。全家都說「六字真言」產生了奇蹟。

（馮×× 女 60歲 中國人民大學）

「六字真言」治好我10年的耳聾

我是個患有多種疾病的老年人。我來北京女兒家串門子，並沒想到治我多年的老病。一九八三年九月初，女兒和女婿在計算所氣功學習班學習氣功，向我介紹氣功治病的道理，我便下定決心跟他們練氣功。

我先學「六字真言」，每天堅持至少練三次，又有針對性地學了揉按聽宮等按摩功。一天夜裡，我突然聽到馬蹄錶的響聲，於是我就拿起手錶細細地一聽，發現聾了15年的右耳居然能聽到手錶的響聲了。我又將手錶拿到左耳驗證一下，是同樣的聲音。我高興地大叫大嚷：「練氣功起作用了。」

最近我的腰疼病也大大減輕。過去每天四、五點鐘就起來，因為腰疼得躺不住，現在睡到七點鐘也不疼了。過去身體肥胖，現在也減去一公斤，血壓由不正常變得正常了。我非常高興，真是「意外」收穫。

（王××　男　70歲　瀋陽離休幹部）

「六字真言」可以增強精力

　　本來我認為氣功只是一種養生之道，但最近我卻領悟到，氣功不止是養生之道，還能健身，增強體力。

　　有人說：「過了40歲的男人，體力開始走下坡！」其中最敏感的是性功能。但傳說歸傳說，到你40歲時，你還是不會去相信這句話的（或許是不會在乎這句話的）。但是我卻親身經歷這個事實。後來與朋友砍大山（聊天）的時候，朋友就教我「六字真言」。真是奇妙的「六字真言」，竟讓我又恢復了性功能。

　　　　　　　　　（蕭進× 43歲 私人企業的幹部）

「六字真言」治好緊張與焦慮

47歲的我，因為接近更年期了，所以半年以來，心情一直起伏不定，老是容易產生緊張，老是顯得心神不寧，並且手心頻頻出冷汗；我愈想不去煩惱，情形卻愈來愈嚴重。

後來，我到一個禪寺去拜訪一個出家人，他就教我「六字真言」。我練習了三天以後，心情開始平靜下來。如今我已練習七個月了，兒子還說：「媽，你愈來愈年輕了。」聽了，真是好高興哦！

（張×琴　47歲　小學職員）

我征服感冒了

一年前，我因為工作職務上的原故，調職到東北的哈爾濱。但生長在南方的我，十分不能適應北國的冷天氣，幾乎每個月都在感冒吃藥的情形下挨日子，實在苦不堪言。

後來有位張同志看到我這種情形，就勸我學習「六字真言」。起初我根本瞧不起這種簡單的玩意兒，想不到有一次感冒竟然嚴重到得了肺炎，因此住進了醫院。這時張同志來醫院看我，並苦口婆心地要我練習「六字真言」，他說：「試試看嘛！對你並沒壞處⋯⋯」

於是我出院之後，就開始練習「六字真言」。嘿！硬是要得！從此之後，我的身子就開始能適應北國的嚴冬了，也不再感冒了。

（常勝╳　56歲　某單位的技術指導員）

治好後天性的彎腰駝背

常久以來，我都是擔任辦公室的文案工作。也許自己姿勢不正確，十年以來，我走路竟然呈現向前傾的駝背情況；雖不是很嚴重，但卻也無法調整過來。這情形帶給家人有些自卑（尤其在有陌生人的場合裡），我自己也顯得十分消沈……

一年前，有一次我出差到長春去，遇到一個朋友，他就教我練習「六字真言」。大約經過了三、四個月的時間，我的駝背竟然恢復了挺直，真是叫人感到意外。謝謝！

（劉××　46歲　xx出版社編輯）

我恢復了性功能

　　我新婚之前，因為過度耗費體能，因此娶了愛人之後，在房事方面每每未竟全功，就臨陣退下！

　　為此我吃了不少補品、補藥，但效果並不理想，同時在愛人前面也漸漸抬不起頭來了。在一次同學會時我和大學時代一個要好的朋友談起這件事，於是他就教我學習「六字真言」。想不到我練了兩個月以後，竟然開始「神勇」起來了。如今我們家已有一個小男孩，生活十分美滿。這份幸福是「六字真言」帶來的，真是太感謝了！

（王×× 32歲 高中教師）

六字真言

六字真言與失眠症

長年以來，我一直患有「失眠症」。

失眠症雖然不是什麼大毛病，但它帶給我的痛苦，卻是叫人痛心疾首。

後來一個朋友介紹我試試「六字真言」。說起來實在很福氣，我學習「六字真言」的第一個晚上就可以睡三個小時，第二天就可以睡五個小時，到了第三天，我竟然可以足足睡上七個小時。從此以後，我五年多以來的失眠症竟然完全痊癒。我實在太高興了！我願意勸同樣患有「失眠症」的朋友盡快去試一試！

（廖×× 39歲 ×機械廠工人）

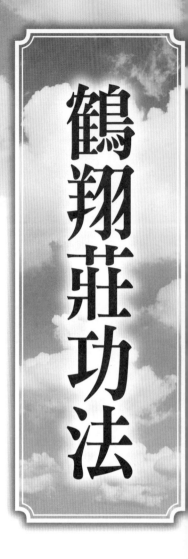

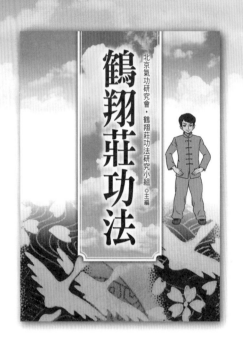

北京氣功研究會・鶴翔莊功法研究小組 ○主編

關於・本書

鶴翔莊氣功的問世與廣泛傳播，為中國氣功事業做出了巨大貢獻：(1)很多病人練功後恢復了健康。(2)使廣大群眾對「氣」的存在有了感性認識。(3)為自發功正了名。數以百萬計練功者的實踐證明，現在很少有人仍把自發功視為左道旁門、異端邪說。(4)為推廣智能功奠定了基礎。

本書係由北京氣功研究會與鶴翔莊功法研究小組共同參與修訂整理的精華版本，對於初學者提供了事半功倍的最佳版本；經由實證，對身體健康有正面的養生效益。請勿錯過！

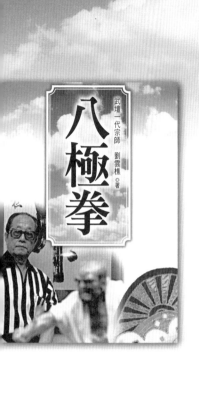

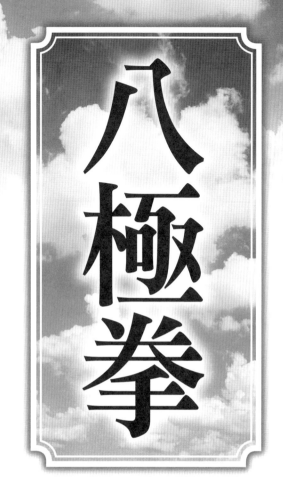

關於・本書

八極拳是一代宗師劉雲樵先生，在武壇發揚光大的重要國粹。

八極拳是一種剛強而帶十字勁的拳法，它指頭、肩、肘、手、尾、胯、膝、足八個身體部分的爆發勁道，可以發自四面八方。八極拳是國家有關部門特勤人員必須學習的特殊戰技，殊為可貴！

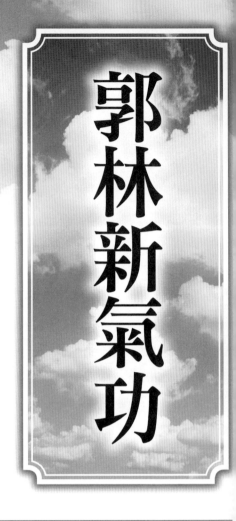

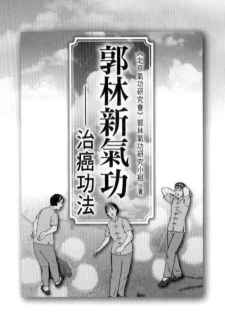

關於・本書

新氣功療法是郭林先生在自身練功實踐經驗基礎上，經過40多年對新氣功悉心研究和改革而創立的。

本書是專為初學新氣功療法治病保健和防治癌症者編寫的。書中比較詳細地敘述了防癌、治癌症的基本功法。對癌症患者來學練本法可以使他們增加一種治療手段。

我們希望癌症患者能按書中介紹的各種基本功法進行操練，循序漸進，切勿操之過急，最好有人進行指導，以防出偏差。其次，本書也為有志於學習和研究新氣功療法的同好提供一些參考資料。

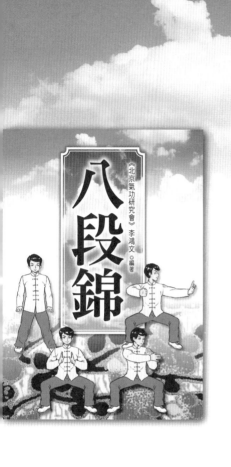

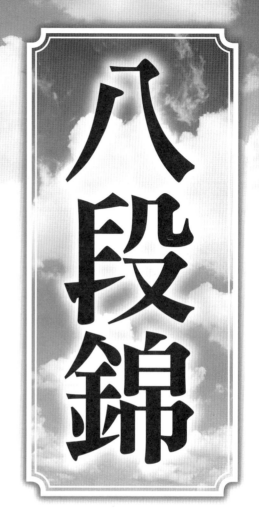

關於．本書

「八段錦」是我國傳統的健身運動，由於歷史悠久，流傳廣泛，以致古版、今書頗不一致。查有關資料及分析各節動作名稱，再根據我國古代健身理論綜合考慮，認為這套功法應以內功為主，外做動作，內練呼吸，以外帶內，以內促外，是一套完整、內外兼顧的練功方法。故本書將它充實改編之。

本功法經多年實踐，證明其健身效果明顯，而又簡單易學。在體療門診時，根據患者的病情、年齡、體質等情況，選段運用，見效更快。

國家圖書館出版品預行編目資料

六字真言／范欣／編著
-- 修訂一版.-- 新北市：新潮社， 2014.08
　　面；　公分.--
　　　ISBN 978-986-316-549-1（平裝）

1. 氣功

413.49　　　　　　　　　　103010123

六字真言

作　者　范欣

〈企劃〉

益智書坊

〔出版者〕新潮社文化事業有限公司
〔總管理處〕新北市深坑區北深路三段141巷24號4F（東南大學正對面）
電話 (02) 2664-2511＊傳真 (02) 2662-4655／2664-8448
〔E-mail〕editor@xcsbook.com.tw
印刷作業：東豪印刷事業有限公司

〈代理商〉

創智文化有限公司

新北市23674土城區忠承路89號6樓（永寧科技園區）
電話 (02) 2268-3489＊傳真 (02) 2269-6560

2014年8月　修訂一版　　　　　　　　　Printed in TAIWAN